LE
LABORATOIRE DE RADIOGRAPHIE
DE
LA CLINIQUE BAUDELOCQUE

PAR

Ch. VAILLANT

Chef du Service radiographique

———— ◆|◆|◆ ————

PARIS

G. STEINHEIL, ÉDITEUR

2, RUE CASIMIR-DELAVIGNE, 2

1899

LE
LABORATOIRE DE RADIOGRAPHIE
DE
LA CLINIQUE BAUDELOCQUE

PAR

Ch. VAILLANT

Chef du Service radiographique

————— ✦ⅠⅠⅠ✦ —————

PARIS

G. STEINHEIL, ÉDITEUR

2, RUE CASIMIR-DELAVIGNE, 2

1899

MESSIEURS,

Nous avons l'honneur de vous présenter ci-après un exposé des travaux exécutés par le Laboratoire de Radiographie de la Clinique Baudelocque. Nous faisons porter la statistique de ces travaux, faits soit pour la Clinique, soit pour d'autres établissements dépendant de l'Assistance Publique et dont on trouvera l'énumération plus loin, depuis la création du Laboratoire jusqu'à ce jour.

Comme vous pouvez en juger, Messieurs, le Laboratoire de Radiographie de Baudelocque, quoique n'étant pas encore reconnu officiellement, et par conséquent n'ayant touché aucune subvention, est celui qui, jusqu'à présent, a fourni le plus grand nombre de travaux ayant trait à la Radiographie ; tous ces travaux n'ont eu qu'un seul but, venir en aide à la Médecine, à la Chirurgie et à l'Obstétrique.

FONCTIONNEMENT

DU

LABORATOIRE DE RADIOGRAPHIE

DE

LA CLINIQUE BAUDELOCQUE

Le 14 mai 1897, commençait à fonctionner le Laboratoire de Radiographie ; ce Laboratoire, installé aux frais personnels de MM. les docteurs Pinard et Varnier, n'a pas céssé un seul jour ses travaux, soit pour les malades de la maison, soit pour ceux qui nous sont adressés par les services étrangers suivants :

MM. les Docteurs

La Maternité...... .	PORAK, POTOCKI, DURANTE,
Hôpital Cochin.....	SCHWARTZ, QUÉNU, CHAUFFARD, DELPEUCH, RIEFFEL, SOUQUES, RICHE.
Hôpital Ricord.. ...	RENAUD.
La Pitié..........	LEPAGE.
Hôpital Trousseau..	KIRMISSON, A. BROCA.
Hôtel-Dieu........	PIERRE DELBET.
Hôtel-Dieu Annexe.	CHAMPETIER DE RIBES.
Hôpital Bichat.....	HARTMANN.
Hôpital de Saint-Germain.	

Ainsi que tous les sujets envoyés par les médecins, chirurgiens ou accoucheurs des Hôpitaux dont les noms suivent : MM. les Drs Landouzy, Segond, Wallich, Baudron, Bouffe de Saint-Blaise.

A — Communications et publications ayant eu pour base les travaux du Laboratoire de Radiographie.

Depuis sa création, le Laboratoire a fourni les éléments des travaux suivants :

I. — *Congrès de Moscou* (août 1897) :

Pelvigraphie et Pelvimétrie par les rayons X : MM. les Drs Pinard et Varnier.

II. — *Académie de Médecine* (7 decembre 1897) :

Réduction du temps de pose pour l'obtention des Radiographies, MM. les Drs Pinard et Varnier.

III. — *Académie de Médecine* (26 avril 1898) :

Procédés pour l'obtention des Radiographies rapides, presque instantanées, MM. les Drs Pinard et Varnier.

IV. — *Société d'Obstétrique. de Gynécologie et de Pædiatrie de Paris* (31 mars 1899) :

Radiographie de l'utérus gravide, MM. les Drs Pinard et Varnier.

V. — *Société d'Obstétrique, de Gynécologie et de Pædia-trie de Paris (2 juin 1899) :*

A propos d'un bassin dit : à forme double oblique ovalaire, M. le Dr VARNIER.

VI. — *Société d'Obstétrique, de Gynécologie et de Pædia-trie de Paris (6 octobre) :*

Étude anatomique et radiographique de la symphyse pu-bienne après la symphyséotomie, MM. les Drs PINARD et VAR-NIER.

VII. — *Hôpital Trousseau (Service du Dr BROCA) :*

Pseudarthrose congénitale étudiée par la Radiographie. Dr MENCIÈRE. *Gazette hebdomadaire,* 12 septembre 1897.

VIII. — *Hôpital Trousseau (Service du Dr BROCA) :*

Diagnostic radiographique des exostoses juxta-épiphy-saires, Dr MENCIÈRE. *Tribune médicale,* 15 octobre 1897.

IX — *Hôpital Trousseau (Service du Dr BROCA) :*

Un cas curieux de Scoliose congenitale dorso-lombaire étudiée par la Radiographie, Dr MOUCHET. *Gazette hebdoma-daire,* 19 mai 1898

X. — *Académie de Médecine (5 juillet 1898) :*

Appareils amovo-inamovibles entièrement perméables aux rayons Rontgen, Dr MENCIÈRE.

XI. — *Hôpital Trousseau* (Service du Dr Broca) :

Fracture des 2 os de l avant-bras avec interposition entre les 2 os du fragment cubital, Dr Mouchet. *Gazette hebdomadaire,* 16 octobre 1898.

XII. — *Hôpital Trousseau* (Service du Dr Broca) :

Fractures de l'extremité inférieure de l'humérus avec 158 Radiographies, D^l Mouchet. (Thèse Paris, décembre 1898).

XIII. — *Hôpital Trousseau* (Service du Dr Broca) :

Les fractures du coude, en particulier chez les jeunes sujets, Revue génerale, Dr Mouchet. *Gazette hebdomadaire,* 11 et 18 mars 1899.

XIV. — *Hôpital Trousseau* (Service du Dr Broca) :

De la Coxa Vara congénitale étudiée au moyen des rayons X, Drs Mouchet et Audion. *Gazette hebdomadaire,* 21 mai 1899.

XV. — *Hôpital Trousseau* (Service du Dr Broca) :

Complications nerveuses des fractures de l'extrémité inférieure de l'humérus, Drs A. Broca et Mouchet. *Revue de Chirurgie,* 10 juin 1899.

B. — Travaux exécutés par le Laboratoire de Radiographie.

I — Clinique Baudelocque.

a) Du 14 mai 1897 au 10 février 1899, les travaux ont spécialement porté sur l'*étude du bassin chez les femmes non enceintes*, tout spécialement dans les cas de viciation du bassin La collection de clichés comprend 459 types dont

Bassins normaux   36

—   viciés   218

Parmi les bassins viciés nous comprenons les bassins obliques ovalaires, scoliotiques, cyphotiques, coxalgiques, et ceux ayant nécessité la symphyséotomie.

En dehors de ces bassins viciés généralement, nous possédons 7 clichés montrant des *exostoses* que seule la Radiographie pouvait déceler. Nous devons joindre à cette liste :

3 clichés *corps étrangers du bassin.*
6 — *luxation simple de la hanche.*
13 — *luxation double de la hanche.*
4 — *paralysie infantile.*
60 — *radiographies faites sur le cadavre.*

Bien que l'étude du bassin soit pour nous le point principal, dès qu'une malade presente une affection ancienne ou passagère qui peut être enregistrée par la Radiographie, nous la soumettons aux rayons X; c'est ainsi qu'en dehors des clichés de bassins nous possédons :

8 clichés *thorax de tuberculeuses*
6 — *thorax de scoliotiques.*
2 — *têtes avec corps étrangers.*

4 clichés *genoux ankylosés.*
6 — *anciennes fractures.*
11 — *malformations des mains.*
3 — — *des clavicules*
18 — — *diverses.*
1 — *clavicules fracturées.*
10 — *corps étrangers.*

Tous ces clichés sont des études qui, la plupart du temps, complètent des diagnostics douteux.

Il va sans dire que les mères ne bénéficient pas seules de la nouvelle méthode ; dès qu'un enfant présente une malformation, o u est suspecté d'en présenter une, il est radiographié.

Nous possédons 7 clichés *malformations de mains.*
5 — — *bras.*
2 — — *jambes.*
Plus une collection de 6 — *monstres.*
Et enfin 23 — *étude de l'ossification chez le fœtus* (Radiographies faites sur le cadavre).

b) *Radiographie de l'utérus gravide.* — En outre des 459 clichés dont nous venons de donner la nomenclature, nous possédons 125 clichés faits sur des femmes enceintes, ce qui porte à 584 le total des examens faits pour la Clinique Baudelocque. Ces 125 clichés ont servi de base au travail cité plus haut, présente le 31 mars 1899, par les Drs Pinard et Varnier, à la Société d'Obstétrique, de Gynécologie et de Pædiatrie de Paris, travail qui marque un grand pas en avant pour la Radiographie. Il est le résultat de deux années d'assidues expériences, et nous permettra de diagnostiquer dans l'avenir, par la Radiographie, la position de l'enfant en même temps que l'on contrôlera les dimensions du bassin de la mère. Il met ainsi l'accoucheur à l'abri des complications qui pourraient résulter d'un examen difficile. La

Radiographie lui fait voir les vices de conformation du bassin de la mère ; elle lui permet de tirer les conclusions nécessaires pour regler les moyens d'intervenir.

Jusqu'à ce jour, notre Laboratoire a seul pu réaliser un travail de cette nature, et il a pris ainsi une avance considérable sur les Laboratoires étrangers ; mais il ne faudrait pas croire que les travaux y ont été bornés à des études de bassins. Comme on peut en juger par l'exposé des examens faits pour les divers services qui nous ont envoyé leurs hospitalisés, nos travaux ont englobe toutes les applications de la Radiographie à la Médecine et la Chirurgie. Toüs les chefs de Services qui ont eu recours à notre Laboratoire ont bien voulu nous témoigner leur satisfaction des résultats obtenus.

II – **Hôpital Trousseau.**

SERVICE DU Dr BROCA : 583 examens.

Depuis le début de nos travaux, tous les enfants consultants du service du Dr Broca nous ont été envoyés chaque fois que la Radiographie devait être nécessaire ; la totalité des examens faits pour ledit service s'élève au nombre de 583 qui se répartissent ainsi :

   38 clichés *affections diverses.*
  195   —   *luxations de la hanche*
    8   —   *corps étrangers.*
  254   —   *fractures du coude*
   33   —   —   *de membres.*
   15   —   *thorax.*
   27   —   *scolioses.*
    4   —   *coxalgie.*
    9   —   *coxa vara.*

En dehors de ces clichés, plusieurs mémoires présentés et

dont la nomenclature est faite en tête de ce travail prouveront qu'à lui seul le service du Dr Broca, à Trousseau, nous procure un travail égal à celui de la Clinique. Tous les clichés sont tirés en épreuves collees sur carton, qui constituent une collection que le chirurgien peut consulter quand bon lui semble. La plupart des enfants traités sont soumis aux rayons X avant et après intervention.

SERVICE DU Dr KIRMISSON : 9 examens.

2 cliches *luxation de la hanche.*
2   —   *fracture du col fémur.*
5   —   *fractures diverses.*

III. — Hôpital de la Maternité.

SERVICE DES Drs PORAK et POTOCKI : 97 examens.

Cet hôpital nous a adressé, tant pour l'École des sages-femmes que pour le service de l'hôpital, 24 malades femmes ; nous avons de plus, pour la Maternité, 7 clichés pris sur le cadavre et qui constituent la base d'un travail en cours. L'*Annexe des Enfants débiles de la Maternité* réclame souvent nos services et le nombre des travaux exécutés pour ce pavillon est à ajouter à ceux-ci-dessus :

58 clichés plus 8 sur le cadavre ·

Tous les clichés tirés en épreuves collées sur carton forment des tableaux qui servent à l'enseignement des elèves de la maison.

IV — **Hôpital Cochin**

40 examens.

En juillet 1899, notre service a commencé à fonctionner pour les malades que nous adressaient les services des Drs Chauffard, Delpeuch, Souques, Schwartz, Quénu, Rieffel, Riche. Les deux maisons se trouvant porte à porte, dans des cas pressants, les malades peuvent être amenés très rapidement à notre Laboratoire ; on évite ainsi toutes les complications que pourrait provoquer le transport dans des établissements privés, éloignés

Les services de consultation de l'hôpital nous envoient un nombre important de blessés.

Travaux exécutés ·

7	clichés	*thorax, affections des poumons.*
21	—	*fractures de membres.*
4	—	*divers.*
5	—	*corps étrangers.*
3	—	*bassin.*

Nous fournissons à l'hôpital des épreuves sur carton de tous les clichés qui sont faits.

V. — **Hôtel-Dieu Annexe.**

SERVICE DU Dr CHAMPETIER DE RIBES : 26 examens.

Ce service nous envoie aussi ses malades dans les cas douteux de viciation du bassin et après certaines operations provoquées pour l'accouchement.

21 clichés   *de bassin*
5   —   de *malformations chez les en-*
             fants pour lesquels une inter-
             vention chirurgicale est à ten-
             ter.

VI. — **Hôtel-Dieu.**

SERVICE DU Dr PIERRE DELBET : 8 examens.

M. le Dr Pierre Delbet nous envoie les malades qui néces-
sitent un examen quelconque. Les travaux exécutés pour
M. Delbet consistent en recherches de corps étrangers, traumatismes divers.

4 clichés   *recherches de corps étrangers.*
4   —   *traumatismes du bassin.*

VII — **Hôpital de la Pitié.**

SERVICE DU Dr LEPAGE. 6 examens.

M^r. le Dr Lepage nous envoie les malades qu'il doit soumettre aux rayons X :

6 clichés   *bassins viciés* (cas douteux).

VIII. — **Hôpital Ricord.**

Service du Dr RENAUD : 3 examens.

Les travaux exécutés pour le Dr Renaud n'ont guère
compris que des recherches de corps etrangers. Si l'applica-
tion des rayons X doit dans l'avenir aider à des travaux
autres et pouvant intéresser cet hôpital, nous avons la cer-

titude que la direction de l'hôpital viendra frapper à notre porte.

3 cliches *bassins, recherches de projectiles.*

IX. — Hôpital Bichat.

Service du Dr HARTMANN · 13 examens.

4 clichés *fractures du coude.*
2 — — *du bassin.*
7 — *divers.*

Plus une serie de travaux sur des pièces anatomiques.

X — Hôpital de Saint-Germain.

4 examens.

Chaque fois qu'un malade nécessite un examen radiographique et que le malade est transportable, c'est à nous qu'il est adresse.

2 clichés *fractures de membres.*
2 — — *du bassin*

XI. — Services divers.

En outre du nombre déjà très respectable de services qui nous envoient régulièrement leurs malades, nous devons ajouter les noms de MM. Landouzy, Segond, Wallich, Baudron, Bouffe de Saint-Blaise, qui, chaque fois que le cas se présente dans leurs services ou remplacements dans les hôpitaux, nous envoient les malades dont ils réclament l'examen radiographique ; ces travaux comportent des recherches de corps étrangers, fractures diverses, malformations, etc...

Quoique la liste des travaux exécutés pour la maison même ou pour les services étrangers soit déjà bien longue, nous devons ajouter en terminant une série de travaux qui se renouvellent souvent pour des indigents, qui se donnent les uns aūx autres l'adresse de la maison Baudelocque, avant de s'adresser aux consultations des hôpitaux lorsqu'un accident leur arrive, sachant qu'à notre Laboratoire ils ne sont jamais éconduits. Nous avons, chaque année, environ 30 demandes de ce genre toujours bien accueillies. Si l'on ajoute les centaines de visites de professeurs, médecins, savants français ou étrangers qui viennent s'enquérir de nos façons de procéder, ou voir nos travaux, s'intéressant à toutes nos recherches nouvelles. vous pouvez juger, Messieurs, que le Laboratoire de Radiographie de la Clinique Baudelocque a éte depuis sa création le seul qui ait fourni tant de travaux.

Description du Laboratoire.

Situation. — Organisation générale. — Le Laboratoire est situé au fond du jardin dans le pavillon Tarnier. Trois pièces et deux grands balcons vitrés composent le Laboratoire.

Dans la première pièce, salle d'opérations radioscopiques

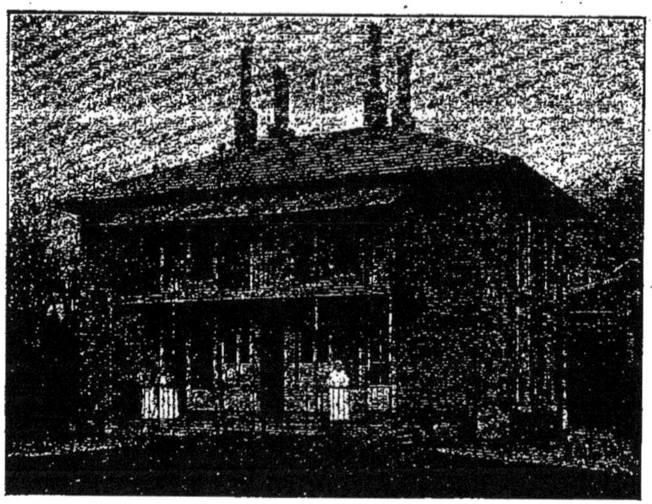

Pavillon Tarnier, servant actuellement de Laboratoire de Radiographie.

et radiographiques, sont installés les appareils : bobine de Ruhmkorff, interrupteur, banc de massage pour faire coucher les malades et une table quand il s'agit d'examens de membres. Un écran dans le fond de la pièce et le support du tube de Crookes. Quoique notre installation soit extrêmement simple, elle a été jusqu'à présent suffisante; elle le prouve par les résultats obtenus.

La seconde pièce sert de laboratoire pour les travaux photographiques. Aucune dépense d'installation n'y a été

2

faite jusqu'à présent : nous nous contentons de quelques tables que nous possédions, et cette installation provisoire fonctionne bientôt depuis trois ans, non seulement pour la maison, mais aussi pour les 12 services qui nous envoient leurs malades.

La troisième pièce, que nous n'occupons pas entièrement, nous permet de classer les clichés.

Jusqu'à ce jour, nous empilions les boîtes de classement les unes sur les autres ; mais le nombre toujours croissant de nos clichés va nous obliger à faire exécuter des rayons spéciaux.

Les balcons vitrés servent, l'un à des opérations photographiques, et le second au tirage des épreuves.

Source d'Électricité. — L'électricité nécessaire pour l'alimentation des instruments est obtenue dans la maison même, par une dynamo chargeant des accumulateurs ; cette dynamo est actionnée par un moteur vertical mis en marche par la dérivation de la vapeur fournie par l'étuve. Ce moteur vertical, la dynamo et les accumulateurs etaient installés antérieurement pour le service de l'éclairage de la Clinique.

La chaudière devant être presque constamment maintenue en pression pour le service de l'étuvage. il n'en coûte pour ainsi dire rien d'utiliser la vapeur produite dans l'intervalle des passages à l'étuve.

Notre service n'occasionne que des dépenses insignifiantes en combustibles, et nulles comme appareils et personnel ; tandis que si nous empruntions l'électricité du secteur, notre dépense atteindrait facilement 8 ou 900 francs. Ces chiffres ont déjà été soumis, en mars 1898, à Messieurs les membres de la commission du Conseil de surveillance charges de visiter l'installation de la Radiographie à la Clinique Baudelocque. Depuis sa création, notre Laboratoire n'a jamais été arrêté un seul jour et cela parce que les éléments necessaires à sa marche sont tous réunis dans la maison : fabrication economique de l'électricité; dans la salle de Radiographie, les appareils strictement nécessaires ; dans le Laboratoire photographique aucune dépense de matériel inutile et encombrant.

Dépenses du Laboratoire. — Toutes les questions que nous venons de traiter ne sont pour vous Messieurs, que relativement secondaires ; vous désirez avant tout des chiffres qui prouveront que les frais occasionnés par notre service n'ont rien d'exagéré, c'est pourquoi nous avons relevé les dépenses de chaque année, et avons l'honneur de vous en soumettre le détail, en ajoutant des observations qui vous permettront de juger que la façon dont notre Laboratoire a été conduit mérite d'être signalée, au point de vue de l'économie tout d'abord; cette économie a été la condition indispensable qui nous a permis de contribuer à d'aussi nombreux travaux.

Chaque année nous avons dépensé pour la Clinique Baudelocque :

Plaques......	900 fr.
Produits photographiques.............	350 —
Tubes de Crookes	250 —
Réparations, entretiens	100 —
Total.... .	1,600 fr

Le Laboratoire n'a jamais eu d'autres dépenses; ces chiffres ne representent que les dépenses relatives au service de la Clinique Baudelocque. Chaque service supplémentaire représenterait une dépense à peu près égale, et variable avec le nombre des travaux qui nous seraient confiés.

L'installation de la salle de Radiographie, faite par nous-mêmes, avait nécessité un achat d'appareils dont le devis s élève à la somme de 1,328 francs. Tous ces appareils n'ont pas cessé de fonctionner depuis le 14 mai 1897, ce qui prouve leur bonne confection, toute à l'honneur du constructeur.

Par quels moyens avons-nous pu faire face à ces dépenses

de premier etablissement et aux frais occasionnés par la marche normale du Laboratoire. Il ne faut pas en effet perdre de vue que la Clinique Baudelocque n'a aucun budget spécialement affecté à ce service et n'a jamais touché aucune subvention

Tout d'abord l'achat des appareils a été soldé sur les ressources disponibles du Laboratoire de la Clinique, budget s'élevant à 3,000 francs (Faculté de Médecine). Les dépenses annuelles résultant de nos travaux, soit 1,600 francs, sont chaque année jusqu'ici prélevées sur le même chapitre, mais les services de Bactériologie, du Musée, etc... en souffrent; en 1898, le crédit était épuisé en août ; en 1899, le crédit est épuisé le 1er octobre.

Les appointements du chef de Laboratoire sont toujours restés à la charge personnelle de MM. les Docteurs Pinard et Varnier.

Tant que le service de Radiographie n'a fonctionné que pour la maison Baudelocque seule, cette marche du Laboratoire a été possible, mais aujourd'hui que tant de services viennent nous demander l'accès de notre Laboratoire, il en résulte un travail et des dépenses au-dessus de nos forces.

Ayant appris que les intentions du Conseil etaient de creer un Laboratoire central de Radiographie, nous croyons le moment venu de vous présenter, Messieurs, l'étude rapide d'un projet relatif à l'établissement de ce Laboratoire, à son budget, aux travaux qu'il doit exécuter et au personnel nécessaire.

Trois années de fonctionnement de notre service radiographique, avec un total de 1,400 examens divers nous permettent de discuter la question en connaissance de cause. Nous espérons donc que vous trouverez dans notre projet les éléments nécessaires à la création du Laboratoire central, dans les meilleures conditions économiques qu'il soit possible d obtenir.

Projet d'établissement d'un Laboratoire central de Radiographie.

Notre projet de centre radiographique comporterait 4 employés :

1 radiographe, chef de Laboratoire ;
2 aides ;
1 garçon de Laboratoire.

Le Laboratoire se trouvant dans une maison hospitalière, on utiliserait l'étuve de la maison pour la fabrication de l'electricité (dispositif de Baudelocque) si cette dernière ne fonctionne pas déjà dans l'hôpital.

Le Laboratoire comprendrait 4 ou 5 pieces :

1 salle de Radiographie et Radioscopie ;
1 Laboratoire pour les manipulations photographiques ;
1 pièce-archives pour ranger les clichés ;
1 salle d'attente pour les malades ;
1 pièce vitree pour faire les photographies dans des cas interessants, cette pièce servant de plus pour les examens sur le cadavre.

Ces pièces seraient assez vastes pour que les elèves assistant aux opérations puissent y trouver de la place sans gêner ni le malade, ni l'opérateur.

1° Salle de Radiographie. — Un matériel pour la salle de Radiographie tel que nous le possedons à Baudelocque pourrait être utilisé A la dépense de 1,400 francs, nous ajoutons néanmoins une seconde bobine donnant 50 centimètres d'étincelle, afin d'avoir avec le matériel fixe pour le Laboratoire. une partie du matériel pouvant être mobilisée, comme nous conseillons de le faire plus loin, pour les travaux à exécuter aux lits des malades qui ne peuvent être transportés jusqu'au Laboratoire central.

Donc :

Instruments divers	1.400 fr.
Seconde bobine	1 800 —
5 tubes de Crookes..	200 —
3 batteries accumulateurs .. ⁻ ..	270 —
Imprévu	500 —
Total.....	4.170 fr.

Les tables, chaises pourraient être prises sur le matériel en magasin.

Dans le cas où l'installation de l'électricité dans l'hôpital n'existerait pas, il faudrait compter sur une dépense de 6,000 francs au minimum pour l'installer (1) ; si on utilise le secteur de la rive gauche qui fournit du courant alternatif, il faudra de plus un transformateur de courant pour en obtenir du courant continu indispensable au fonctionnement des appareils. C'est dire que nous déconseillons l'emploi du secteur.

2° **Laboratoire photographique**. — Achat de cuvettes, châssis, l'installation totale ne depassera pas 800 francs (200 francs imprévu).

3° **Pièces archives**. — Des étagères en bois pour ranger les boîtes de cliches ; les travaux faits par le menuisier de la maison ne dépasseront pas 150 francs (50 francs imprévu) ; 1 table, 2 ou 3 chaises prises au matériel disponible.

---

(1) Cette somme comprend l'acquisition du moteur. de la dynamo et des accumulateurs.

4° **Salle d'attente**. — Des chaises et des bancs pris sur le matériel du magasin.

5° **Pièce vitrée** — Quelques travaux à exécuter pour la réfection du vitrage. établissement d'une seconde prise de courant ; menuiserie, 500 francs de dépenses.

Nous arrivons donc pour l'installation du Laboratoire et achat des instruments à la somme de 8,000 francs, chiffre raisonnable.

1re pièce Radiographie................	4.170 fr.
2e — Laboratoire............. ...	1 000 —
3e — Archives...............	200 —
4e — Salle d'attente..	néant
5e — Salle vitrée.............. .	500 —
Travaux à exécuter........	2.000 —
Imprévu	130 —
Total...	8.000 fr.

Prix de revient de chaque examen radiographique. — La moyenne des examens radiographiques revient à 7 francs comme frais de clichés et produits chimiques. En admettant que la première année, le Laboratoire doive examiner 1,500 malades, chiffre inférieur aux probabilités, les dépenses seront donc de 10,500 francs.

Donc :

Frais d'installation........	8.000 fr.
Frais de clichés et produits.........	10.500 —
Total......	18.500 fr.

Nous pouvons ainsi affirmer qu'avec **18,500** francs, le Laboratoire pourrait être installé et fournir de **15** à **1,700** examens.

Pour les cas où les malades seraient intransportables au Laboratoire central, nous insisterions pour qu'une voiture d'ambulance fût mise à la disposition du Laboratoire chaque fois qu'il serait nécessaire. Le cas ne serait d'ailleurs pas fréquent.

Nous croyons devoir, en terminant, signaler la possibilité de créer au Laboratoire quelques ressources en établissant un cours payant de Radiographie, à l'usage des Étudiants en Médecine et Docteurs.

IMPRIMERIE A.-G. LEMALE, HAVRE